CE LIVRE APPARTIENT

_____

_____

_____

MOIS:

1						17				
2						18				
3						19				
4						20				
5						21				
6						22				
7						23				
8						24				
9						25				
10						26				
11						27				
12						28				
13						29				
14						30				
15						31				
16										

M O I S :

1					17			
2					18			
3					19			
4					20			
5					21			
6					22			
7					23			
8					24			
9					25			
10					26			
11					27			
12					28			
13					29			
14					30			
15					31			
16								

					DATE					
-5	-4	-3	-2	-1	0	+1	+2	+3	+4	+5
DÉPRESSIF								MANIACO		

SENTIMENTS

	O O O O O
	O O O O O
	O O O O O
	O O O O O

VALEURS JOURNALIÈRES

TEMPS DE SOMMEIL	
LA QUALITÉ DU SOMMEIL	O O O O O
LEVÉ À	
L'ACTIVITÉ PHYSIQUE	O O O O O
MENSTRUATION	Ooui Onon

SIGNES AVANT-COUREURS

POIDS	

					DATE					
-5	-4	-3	-2	-1	O	+1	+2	+3	+4	+5

DÉPRESSIF ⟶ **MANIACO**

SENTIMENTS

	○ ○ ○ ○ ○
	○ ○ ○ ○ ○
	○ ○ ○ ○ ○
	○ ○ ○ ○ ○

VALEURS JOURNALIÈRES

TEMPS DE SOMMEIL	
LA QUALITÉ DU SOMMEIL	○ ○ ○ ○ ○
LEVÉ À	
L'ACTIVITÉ PHYSIQUE	○ ○ ○ ○ ○
MENSTRUATION	O OUI O NON

SIGNES AVANT-COUREURS

POIDS	

					DATE					
-5	-4	-3	-2	-1	O	+1	+2	+3	+4	+5

DÉPRESSIF   **MANIACO**

SENTIMENTS

	○ ○ ○ ○ ○
	○ ○ ○ ○ ○
	○ ○ ○ ○ ○
	○ ○ ○ ○ ○

VALEURS JOURNALIÈRES

TEMPS DE SOMMEIL	
LA QUALITÉ DU SOMMEIL	○ ○ ○ ○ ○
LEVÉ À	
L'ACTIVITÉ PHYSIQUE	○ ○ ○ ○ ○
MENSTRUATION	○ OUI ○ NON

SIGNES AVANT-COUREURS

POIDS	

					DATE					
-5	-4	-3	-2	-1	O	+1	+2	+3	+4	+5

DÉPRESSIF   MANIACO

SENTIMENTS

	O O O O O
	O O O O O
	O O O O O
	O O O O O

VALEURS JOURNALIÈRES

TEMPS DE SOMMEIL	
LA QUALITÉ DU SOMMEIL	O O O O O
LEVÉ À	
L'ACTIVITÉ PHYSIQUE	O O O O O
MENSTRUATION	Ooui Onon

SIGNES AVANT-COUREURS

POIDS	

DATE										
−5	−4	−3	−2	−1	O	+1	+2	+3	+4	+5
DÉPRESSIF						MANIACO				

SENTIMENTS

	O O O O O
	O O O O O
	O O O O O
	O O O O O

VALEURS JOURNALIÈRES

TEMPS DE SOMMEIL	
LA QUALITÉ DU SOMMEIL	O O O O O
LEVÉ À	
L'ACTIVITÉ PHYSIQUE	O O O O O
MENSTRUATION	Ooui Onon

SIGNES AVANT-COUREURS

POIDS	

						DATE				
−5	−4	−3	−2	−1	0	+1	+2	+3	+4	+5
DÉPRESSIF								MANIACO		

SENTIMENTS

	O O O O O
	O O O O O
	O O O O O
	O O O O O

VALEURS JOURNALIÈRES

TEMPS DE SOMMEIL	
LA QUALITÉ DU SOMMEIL	O O O O O
LEVÉ À	
L'ACTIVITÉ PHYSIQUE	O O O O O
MENSTRUATION	Ooui Onon

SIGNES AVANT-COUREURS

POIDS	

					DATE					
−5	−4	−3	−2	−1	O	+1	+2	+3	+4	+5
DÉPRESSIF							MANIACO			

SENTIMENTS

	O O O O O
	O O O O O
	O O O O O
	O O O O O

VALEURS JOURNALIÈRES

TEMPS DE SOMMEIL	
LA QUALITÉ DU SOMMEIL	O O O O O
LEVÉ À	
L'ACTIVITÉ PHYSIQUE	O O O O O
MENSTRUATION	O OUI O NON

SIGNES AVANT-COUREURS

POIDS	

					DATE					
-5	-4	-3	-2	-1	O	+1	+2	+3	+4	+5
DÉPRESSIF								MANIACO		

SENTIMENTS

	O O O O O
	O O O O O
	O O O O O
	O O O O O

VALEURS JOURNALIÈRES

TEMPS DE SOMMEIL	
LA QUALITÉ DU SOMMEIL	O O O O O
LEVÉ À	
L'ACTIVITÉ PHYSIQUE	O O O O O
MENSTRUATION	Ooui Onon

SIGNES AVANT-COUREURS

POIDS	

DATE										
-5	-4	-3	-2	-1	O	+1	+2	+3	+4	+5

DÉPRESSIF   MANIACO

SENTIMENTS

	○ ○ ○ ○ ○
	○ ○ ○ ○ ○
	○ ○ ○ ○ ○
	○ ○ ○ ○ ○

VALEURS JOURNALIÈRES

TEMPS DE SOMMEIL	
LA QUALITÉ DU SOMMEIL	○ ○ ○ ○ ○
LEVÉ À	
L'ACTIVITÉ PHYSIQUE	○ ○ ○ ○ ○
MENSTRUATION	○ OUI ○ NON

SIGNES AVANT-COUREURS

POIDS	

DATE										
−5	−4	−3	−2	−1	0	+1	+2	+3	+4	+5

DÉPRESSIF   MANIACO

SENTIMENTS

	○ ○ ○ ○ ○
	○ ○ ○ ○ ○
	○ ○ ○ ○ ○
	○ ○ ○ ○ ○

VALEURS JOURNALIÈRES

TEMPS DE SOMMEIL	
LA QUALITÉ DU SOMMEIL	○ ○ ○ ○ ○
LEVÉ À	
L'ACTIVITÉ PHYSIQUE	○ ○ ○ ○ ○
MENSTRUATION	○ OUI ○ NON

SIGNES AVANT-COUREURS

POIDS	

					DATE					
-5	-4	-3	-2	-1	O	+1	+2	+3	+4	+5

DÉPRESSIF   **MANIACO**

SENTIMENTS

	O O O O O
	O O O O O
	O O O O O
	O O O O O

VALEURS JOURNALIÈRES

TEMPS DE SOMMEIL	
LA QUALITÉ DU SOMMEIL	O O O O O
LEVÉ À	
L'ACTIVITÉ PHYSIQUE	O O O O O
MENSTRUATION	Ooui Onon

SIGNES AVANT-COUREURS

POIDS	

DATE									
−5	−4	−3	−2	−1	O	+1	+2	+3	+4	+5

DÉPRESSIF   MANIACO

SENTIMENTS

	O O O O O
	O O O O O
	O O O O O
	O O O O O

VALEURS JOURNALIÈRES

TEMPS DE SOMMEIL	
LA QUALITÉ DU SOMMEIL	O O O O O
LEVÉ À	
L'ACTIVITÉ PHYSIQUE	O O O O O
MENSTRUATION	Ooui Onon

SIGNES AVANT-COUREURS

POIDS	

					DATE					

−5	−4	−3	−2	−1	O	+1	+2	+3	+4	+5

DÉPRESSIF   **MANIACO**

SENTIMENTS

	O O O O O
	O O O O O
	O O O O O
	O O O O O

VALEURS JOURNALIÈRES

TEMPS DE SOMMEIL	
LA QUALITÉ DU SOMMEIL	O O O O O
LEVÉ À	
L'ACTIVITÉ PHYSIQUE	O O O O O
MENSTRUATION	Ooui Onon

SIGNES AVANT-COUREURS

POIDS	

					DATE				
−5	−4	−3	−2	−1	0	+1	+2	+3	+4	+5
DÉPRESSIF								MANIACO		

SENTIMENTS

	O O O O O
	O O O O O
	O O O O O
	O O O O O

VALEURS JOURNALIÈRES

TEMPS DE SOMMEIL	
LA QUALITÉ DU SOMMEIL	O O O O O
LEVÉ À	
L'ACTIVITÉ PHYSIQUE	O O O O O
MENSTRUATION	Ooui Onon

SIGNES AVANT-COUREURS

POIDS	

DATE										
−5	−4	−3	−2	−1	O	+1	+2	+3	+4	+5
DÉPRESSIF									MANIACO	

SENTIMENTS

	O O O O O
	O O O O O
	O O O O O
	O O O O O

VALEURS JOURNALIÈRES

TEMPS DE SOMMEIL	
LA QUALITÉ DU SOMMEIL	O O O O O
LEVÉ À	
L'ACTIVITÉ PHYSIQUE	O O O O O
MENSTRUATION	Ooui Onon

SIGNES AVANT-COUREURS

POIDS	

DATE				

-5	-4	-3	-2	-1	O	+1	+2	+3	+4	+5
DÉPRESSIF								MANIACO		

SENTIMENTS

	O O O O O
	O O O O O
	O O O O O
	O O O O O

VALEURS JOURNALIÈRES

TEMPS DE SOMMEIL	
LA QUALITÉ DU SOMMEIL	O O O O O
LEVÉ À	
L'ACTIVITÉ PHYSIQUE	O O O O O
MENSTRUATION	O OUI O NON

SIGNES AVANT-COUREURS

POIDS	

DATE										
−5	−4	−3	−2	−1	O	+1	+2	+3	+4	+5

DÉPRESSIF   MANIACO

SENTIMENTS

	O O O O O
	O O O O O
	O O O O O
	O O O O O

VALEURS JOURNALIÈRES

TEMPS DE SOMMEIL	
LA QUALITÉ DU SOMMEIL	O O O O O
LEVÉ À	
L'ACTIVITÉ PHYSIQUE	O O O O O
MENSTRUATION	Ooui Onon

SIGNES AVANT-COUREURS

POIDS	

					DATE					
−5	−4	−3	−2	−1	0	+1	+2	+3	+4	+5
DÉPRESSIF								MANIACO		

SENTIMENTS

	○ ○ ○ ○ ○
	○ ○ ○ ○ ○
	○ ○ ○ ○ ○
	○ ○ ○ ○ ○

VALEURS JOURNALIÈRES

TEMPS DE SOMMEIL	
LA QUALITÉ DU SOMMEIL	○ ○ ○ ○ ○
LEVÉ À	
L'ACTIVITÉ PHYSIQUE	○ ○ ○ ○ ○
MENSTRUATION	○ OUI ○ NON

SIGNES AVANT-COUREURS

POIDS	

					DATE				
−5	−4	−3	−2	−1	0	+1	+2	+3	+4	+5
DÉPRESSIF								MANIACO		

SENTIMENTS

	○ ○ ○ ○ ○
	○ ○ ○ ○ ○
	○ ○ ○ ○ ○
	○ ○ ○ ○ ○

VALEURS JOURNALIÈRES

TEMPS DE SOMMEIL	
LA QUALITÉ DU SOMMEIL	○ ○ ○ ○ ○
LEVÉ À	
L'ACTIVITÉ PHYSIQUE	○ ○ ○ ○ ○
MENSTRUATION	○ OUI ○ NON

SIGNES AVANT-COUREURS

POIDS	

DATE										
-5	-4	-3	-2	-1	O	+1	+2	+3	+4	+5

DÉPRESSIF   MANIACO

SENTIMENTS

	O O O O O
	O O O O O
	O O O O O
	O O O O O

VALEURS JOURNALIÈRES

TEMPS DE SOMMEIL	
LA QUALITÉ DU SOMMEIL	O O O O O
LEVÉ À	
L'ACTIVITÉ PHYSIQUE	O O O O O
MENSTRUATION	O OUI O NON

SIGNES AVANT-COUREURS

POIDS	

DATE										
-5	-4	-3	-2	-1	O	+1	+2	+3	+4	+5
DÉPRESSIF								MANIACO		

SENTIMENTS

	O O O O O
	O O O O O
	O O O O O
	O O O O O

VALEURS JOURNALIÈRES

TEMPS DE SOMMEIL	
LA QUALITÉ DU SOMMEIL	O O O O O
LEVÉ À	
L'ACTIVITÉ PHYSIQUE	O O O O O
MENSTRUATION	Ooui Onon

SIGNES AVANT-COUREURS

POIDS	

DATE										
−5	−4	−3	−2	−1	0	+1	+2	+3	+4	+5
DÉPRESSIF									MANIACO	

SENTIMENTS

	O O O O O
	O O O O O
	O O O O O
	O O O O O

VALEURS JOURNALIÈRES

TEMPS DE SOMMEIL	
LA QUALITÉ DU SOMMEIL	O O O O O
LEVÉ À	
L'ACTIVITÉ PHYSIQUE	O O O O O
MENSTRUATION	O OUI O NON

SIGNES AVANT-COUREURS

POIDS	

					DATE					
−5	−4	−3	−2	−1	0	+1	+2	+3	+4	+5

DÉPRESSIF   MANIACO

SENTIMENTS

	○ ○ ○ ○ ○
	○ ○ ○ ○ ○
	○ ○ ○ ○ ○
	○ ○ ○ ○ ○

VALEURS JOURNALIÈRES

TEMPS DE SOMMEIL	
LA QUALITÉ DU SOMMEIL	○ ○ ○ ○ ○
LEVÉ À	
L'ACTIVITÉ PHYSIQUE	○ ○ ○ ○ ○
MENSTRUATION	○ OUI ○ NON

SIGNES AVANT-COUREURS

POIDS	

						DATE				
-5	-4	-3	-2	-1	O	+1	+2	+3	+4	+5
DÉPRESSIF							MANIACO			

SENTIMENTS

	O O O O O
	O O O O O
	O O O O O
	O O O O O

VALEURS JOURNALIÈRES

TEMPS DE SOMMEIL	
LA QUALITÉ DU SOMMEIL	O O O O O
LEVÉ À	
L'ACTIVITÉ PHYSIQUE	O O O O O
MENSTRUATION	Ooui Onon

SIGNES AVANT-COUREURS

POIDS	

DATE										
-5	-4	-3	-2	-1	O	+1	+2	+3	+4	+5
DÉPRESSIF								MANIACO		

SENTIMENTS

	O O O O O
	O O O O O
	O O O O O
	O O O O O

VALEURS JOURNALIÈRES

TEMPS DE SOMMEIL	
LA QUALITÉ DU SOMMEIL	O O O O O
LEVÉ À	
L'ACTIVITÉ PHYSIQUE	O O O O O
MENSTRUATION	O OUI O NON

SIGNES AVANT-COUREURS

POIDS	

DATE										

-5	-4	-3	-2	-1	O	+1	+2	+3	+4	+5

DÉPRESSIF   MANIACO

SENTIMENTS

	O O O O O
	O O O O O
	O O O O O
	O O O O O

VALEURS JOURNALIÈRES

TEMPS DE SOMMEIL	
LA QUALITÉ DU SOMMEIL	O O O O O
LEVÉ À	
L'ACTIVITÉ PHYSIQUE	O O O O O
MENSTRUATION	Ooui Onon

SIGNES AVANT-COUREURS

POIDS	

					DATE					
-5	-4	-3	-2	-1	O	+1	+2	+3	+4	+5
DÉPRESSIF						MANIACO				

SENTIMENTS

	O O O O O
	O O O O O
	O O O O O
	O O O O O

VALEURS JOURNALIÈRES

TEMPS DE SOMMEIL	
LA QUALITÉ DU SOMMEIL	O O O O O
LEVÉ À	
L'ACTIVITÉ PHYSIQUE	O O O O O
MENSTRUATION	Ooui Onon

SIGNES AVANT-COUREURS

POIDS	

DATE										
-5	-4	-3	-2	-1	O	+1	+2	+3	+4	+5

DÉPRESSIF   MANIACO

SENTIMENTS	
	O O O O O
	O O O O O
	O O O O O
	O O O O O

VALEURS JOURNALIÈRES	
TEMPS DE SOMMEIL	
LA QUALITÉ DU SOMMEIL	O O O O O
LEVÉ À	
L'ACTIVITÉ PHYSIQUE	O O O O O
MENSTRUATION	O OUI O NON

SIGNES AVANT-COUREURS	
POIDS	

DATE										
-5	-4	-3	-2	-1	0	+1	+2	+3	+4	+5

DÉPRESSIF   MANIACO

SENTIMENTS

	O O O O O
	O O O O O
	O O O O O
	O O O O O

VALEURS JOURNALIÈRES

TEMPS DE SOMMEIL	
LA QUALITÉ DU SOMMEIL	O O O O O
LEVÉ À	
L'ACTIVITÉ PHYSIQUE	O O O O O
MENSTRUATION	Ooui Onon

SIGNES AVANT-COUREURS

POIDS	

						DATE				
−5	−4	−3	−2	−1	O	+1	+2	+3	+4	+5
DÉPRESSIF									MANIACO	

SENTIMENTS

	O O O O O
	O O O O O
	O O O O O
	O O O O O

VALEURS JOURNALIÈRES

TEMPS DE SOMMEIL	
LA QUALITÉ DU SOMMEIL	O O O O O
LEVÉ À	
L'ACTIVITÉ PHYSIQUE	O O O O O
MENSTRUATION	Ooui Onon

SIGNES AVANT-COUREURS

POIDS	

DATE						

-5	-4	-3	-2	-1	O	+1	+2	+3	+4	+5

DÉPRESSIF   MANIACO

SENTIMENTS

	O O O O O
	O O O O O
	O O O O O
	O O O O O

VALEURS JOURNALIÈRES

TEMPS DE SOMMEIL	
LA QUALITÉ DU SOMMEIL	O O O O O
LEVÉ À	
L'ACTIVITÉ PHYSIQUE	O O O O O
MENSTRUATION	Ooui Onon

SIGNES AVANT-COUREURS

POIDS	

DATE										
-5	-4	-3	-2	-1	0	+1	+2	+3	+4	+5
DÉPRESSIF								MANIACO		

SENTIMENTS

	O O O O O
	O O O O O
	O O O O O
	O O O O O

VALEURS JOURNALIÈRES

TEMPS DE SOMMEIL	
LA QUALITÉ DU SOMMEIL	O O O O O
LEVÉ À	
L'ACTIVITÉ PHYSIQUE	O O O O O
MENSTRUATION	Ooui Onon

SIGNES AVANT-COUREURS

POIDS	

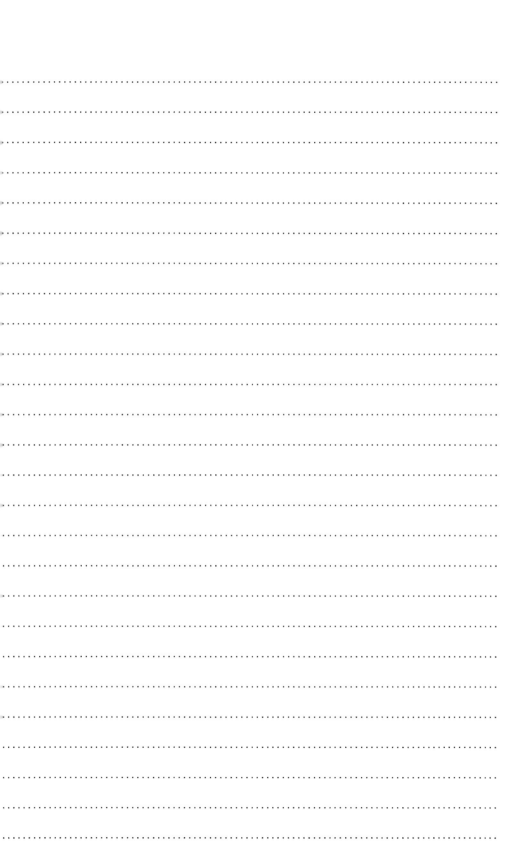

DATE										
-5	-4	-3	-2	-1	0	+1	+2	+3	+4	+5
DÉPRESSIF								MANIACO		

SENTIMENTS

	O O O O O
	O O O O O
	O O O O O
	O O O O O

VALEURS JOURNALIÈRES

TEMPS DE SOMMEIL	
LA QUALITÉ DU SOMMEIL	O O O O O
LEVÉ À	
L'ACTIVITÉ PHYSIQUE	O O O O O
MENSTRUATION	Ooui Onon

SIGNES AVANT-COUREURS

POIDS	

DATE										
−5	−4	−3	−2	−1	0	+1	+2	+3	+4	+5
DÉPRESSIF							MANIACO			

SENTIMENTS

	○ ○ ○ ○ ○
	○ ○ ○ ○ ○
	○ ○ ○ ○ ○
	○ ○ ○ ○ ○

VALEURS JOURNALIÈRES

TEMPS DE SOMMEIL	
LA QUALITÉ DU SOMMEIL	○ ○ ○ ○ ○
LEVÉ À	
L'ACTIVITÉ PHYSIQUE	○ ○ ○ ○ ○
MENSTRUATION	O OUI O NON

SIGNES AVANT-COUREURS

POIDS	

DATE										
-5	-4	-3	-2	-1	0	+1	+2	+3	+4	+5
DÉPRESSIF								MANIACO		

SENTIMENTS

	O O O O O
	O O O O O
	O O O O O
	O O O O O

VALEURS JOURNALIÈRES

TEMPS DE SOMMEIL	
LA QUALITÉ DU SOMMEIL	O O O O O
LEVÉ À	
L'ACTIVITÉ PHYSIQUE	O O O O O
MENSTRUATION	OOUI ONON

SIGNES AVANT-COUREURS

POIDS	

					DATE					
−5	−4	−3	−2	−1	0	+1	+2	+3	+4	+5
DÉPRESSIF								MANIACO		

SENTIMENTS

	○ ○ ○ ○ ○
	○ ○ ○ ○ ○
	○ ○ ○ ○ ○
	○ ○ ○ ○ ○

VALEURS JOURNALIÈRES

TEMPS DE SOMMEIL	
LA QUALITÉ DU SOMMEIL	○ ○ ○ ○ ○
LEVÉ À	
L'ACTIVITÉ PHYSIQUE	○ ○ ○ ○ ○
MENSTRUATION	○ OUI ○ NON

SIGNES AVANT-COUREURS

POIDS	

						DATE				
-5	-4	-3	-2	-1	O	+1	+2	+3	+4	+5
DÉPRESSIF							MANIACO			

SENTIMENTS

	O O O O O
	O O O O O
	O O O O O
	O O O O O

VALEURS JOURNALIÈRES

TEMPS DE SOMMEIL	
LA QUALITÉ DU SOMMEIL	O O O O O
LEVÉ À	
L'ACTIVITÉ PHYSIQUE	O O O O O
MENSTRUATION	O OUI O NON

SIGNES AVANT-COUREURS

POIDS	

				DATE					
-5	-4	-3	-2	-1	O	+1	+2	+3	+4	+5

DÉPRESSIF   MANIACO

SENTIMENTS

	O O O O O
	O O O O O
	O O O O O
	O O O O O

VALEURS JOURNALIÈRES

TEMPS DE SOMMEIL	
LA QUALITÉ DU SOMMEIL	O O O O O
LEVÉ À	
L'ACTIVITÉ PHYSIQUE	O O O O O
MENSTRUATION	Ooui Onon

SIGNES AVANT-COUREURS

POIDS	

DATE										
-5	-4	-3	-2	-1	O	+1	+2	+3	+4	+5
DÉPRESSIF								MANIACO		

SENTIMENTS

	O O O O O
	O O O O O
	O O O O O
	O O O O O

VALEURS JOURNALIÈRES

TEMPS DE SOMMEIL	
LA QUALITÉ DU SOMMEIL	O O O O O
LEVÉ À	
L'ACTIVITÉ PHYSIQUE	O O O O O
MENSTRUATION	Ooui Onon

SIGNES AVANT-COUREURS

POIDS	

						DATE				
-5	-4	-3	-2	-1	O	+1	+2	+3	+4	+5
DÉPRESSIF							MANIACO			

SENTIMENTS

	O O O O O
	O O O O O
	O O O O O
	O O O O O

VALEURS JOURNALIÈRES

TEMPS DE SOMMEIL	
LA QUALITÉ DU SOMMEIL	O O O O O
LEVÉ À	
L'ACTIVITÉ PHYSIQUE	O O O O O
MENSTRUATION	O OUI O NON

SIGNES AVANT-COUREURS

POIDS	

| | DATE | | | | |

-5	-4	-3	-2	-1	0	+1	+2	+3	+4	+5

DÉPRESSIF   MANIACO

SENTIMENTS

	O O O O O
	O O O O O
	O O O O O
	O O O O O

VALEURS JOURNALIÈRES

TEMPS DE SOMMEIL	
LA QUALITÉ DU SOMMEIL	O O O O O
LEVÉ À	
L'ACTIVITÉ PHYSIQUE	O O O O O
MENSTRUATION	Ooui Onon

SIGNES AVANT-COUREURS

POIDS	

DATE										
-5	-4	-3	-2	-1	0	+1	+2	+3	+4	+5
DÉPRESSIF								MANIACO		

SENTIMENTS

	O O O O O
	O O O O O
	O O O O O
	O O O O O

VALEURS JOURNALIÈRES

TEMPS DE SOMMEIL	
LA QUALITÉ DU SOMMEIL	O O O O O
LEVÉ À	
L'ACTIVITÉ PHYSIQUE	O O O O O
MENSTRUATION	Ooui Onon

SIGNES AVANT-COUREURS

POIDS	

-5	-4	-3	-2	-1	O	+1	+2	+3	+4	+5

DÉPRESSIF   MANIACO

SENTIMENTS

	O O O O O
	O O O O O
	O O O O O
	O O O O O

VALEURS JOURNALIÈRES

TEMPS DE SOMMEIL	
LA QUALITÉ DU SOMMEIL	O O O O O
LEVÉ À	
L'ACTIVITÉ PHYSIQUE	O O O O O
MENSTRUATION	O OUI O NON

SIGNES AVANT-COUREURS

POIDS	

| | DATE | | | |

-5	-4	-3	-2	-1	0	+1	+2	+3	+4	+5
DÉPRESSIF									MANIACO	

SENTIMENTS

	O O O O O
	O O O O O
	O O O O O
	O O O O O

VALEURS JOURNALIÈRES

TEMPS DE SOMMEIL	
LA QUALITÉ DU SOMMEIL	O O O O O
LEVÉ À	
L'ACTIVITÉ PHYSIQUE	O O O O O
MENSTRUATION	Ooui Onon

SIGNES AVANT-COUREURS

POIDS	

DATE										
−5	−4	−3	−2	−1	O	+1	+2	+3	+4	+5

DÉPRESSIF   MANIACO

SENTIMENTS

	O O O O O
	O O O O O
	O O O O O
	O O O O O

VALEURS JOURNALIÈRES

TEMPS DE SOMMEIL	
LA QUALITÉ DU SOMMEIL	O O O O O
LEVÉ À	
L'ACTIVITÉ PHYSIQUE	O O O O O
MENSTRUATION	Ooui Onon

SIGNES AVANT-COUREURS

POIDS	

	DATE				

-5	-4	-3	-2	-1	O	+1	+2	+3	+4	+5

DÉPRESSIF   **MANIACO**

SENTIMENTS

	O O O O O
	O O O O O
	O O O O O
	O O O O O

VALEURS JOURNALIÈRES

TEMPS DE SOMMEIL	
LA QUALITÉ DU SOMMEIL	O O O O O
LEVÉ À	
L'ACTIVITÉ PHYSIQUE	O O O O O
MENSTRUATION	O OUI O NON

SIGNES AVANT-COUREURS

POIDS	

DATE										
-5	-4	-3	-2	-1	0	+1	+2	+3	+4	+5
DÉPRESSIF								MANIACO		

SENTIMENTS

	O O O O O
	O O O O O
	O O O O O
	O O O O O

VALEURS JOURNALIÈRES

TEMPS DE SOMMEIL	
LA QUALITÉ DU SOMMEIL	O O O O O
LEVÉ À	
L'ACTIVITÉ PHYSIQUE	O O O O O
MENSTRUATION	Ooui Onon

SIGNES AVANT-COUREURS

POIDS	

DATE										
−5	−4	−3	−2	−1	0	+1	+2	+3	+4	+5

DÉPRESSIF   **MANIACO**

SENTIMENTS

	○ ○ ○ ○ ○
	○ ○ ○ ○ ○
	○ ○ ○ ○ ○
	○ ○ ○ ○ ○

VALEURS JOURNALIÈRES

TEMPS DE SOMMEIL	
LA QUALITÉ DU SOMMEIL	○ ○ ○ ○ ○
LEVÉ À	
L'ACTIVITÉ PHYSIQUE	○ ○ ○ ○ ○
MENSTRUATION	○ OUI ○ NON

SIGNES AVANT-COUREURS

POIDS	

DATE										
−5	−4	−3	−2	−1	O	+1	+2	+3	+4	+5
DÉPRESSIF								MANIACO		

SENTIMENTS

	O O O O O
	O O O O O
	O O O O O
	O O O O O

VALEURS JOURNALIÈRES

TEMPS DE SOMMEIL	
LA QUALITÉ DU SOMMEIL	O O O O O
LEVÉ À	
L'ACTIVITÉ PHYSIQUE	O O O O O
MENSTRUATION	Ooui Onon

SIGNES AVANT-COUREURS

POIDS	

DATE										
-5	-4	-3	-2	-1	0	+1	+2	+3	+4	+5

DÉPRESSIF   MANIACO

SENTIMENTS

	○ ○ ○ ○ ○
	○ ○ ○ ○ ○
	○ ○ ○ ○ ○
	○ ○ ○ ○ ○

VALEURS JOURNALIÈRES

TEMPS DE SOMMEIL	
LA QUALITÉ DU SOMMEIL	○ ○ ○ ○ ○
LEVÉ À	
L'ACTIVITÉ PHYSIQUE	○ ○ ○ ○ ○
MENSTRUATION	Ooui Onon

SIGNES AVANT-COUREURS

POIDS	

					DATE				
-5	-4	-3	-2	-1	O	+1	+2	+3	+4	+5
DÉPRESSIF									MANIACO	

SENTIMENTS

	O O O O O
	O O O O O
	O O O O O
	O O O O O

VALEURS JOURNALIÈRES

TEMPS DE SOMMEIL	
LA QUALITÉ DU SOMMEIL	O O O O O
LEVÉ À	
L'ACTIVITÉ PHYSIQUE	O O O O O
MENSTRUATION	Ooui Onon

SIGNES AVANT-COUREURS

POIDS	

DATE										
-5	-4	-3	-2	-1	O	+1	+2	+3	+4	+5
DÉPRESSIF								MANIACO		

SENTIMENTS

	O O O O O
	O O O O O
	O O O O O
	O O O O O

VALEURS JOURNALIÈRES

TEMPS DE SOMMEIL	
LA QUALITÉ DU SOMMEIL	O O O O O
LEVÉ À	
L'ACTIVITÉ PHYSIQUE	O O O O O
MENSTRUATION	Ooui Onon

SIGNES AVANT-COUREURS

POIDS	

					DATE				
-5	-4	-3	-2	-1	O	+1	+2	+3	+4	+5
DÉPRESSIF								MANIACO		

SENTIMENTS

	O O O O O
	O O O O O
	O O O O O
	O O O O O

VALEURS JOURNALIÈRES

TEMPS DE SOMMEIL	
LA QUALITÉ DU SOMMEIL	O O O O O
LEVÉ À	
L'ACTIVITÉ PHYSIQUE	O O O O O
MENSTRUATION	Ooui Onon

SIGNES AVANT-COUREURS

POIDS	

					DATE					
−5	−4	−3	−2	−1	0	+1	+2	+3	+4	+5
DÉPRESSIF								MANIACO		

SENTIMENTS

	O O O O O
	O O O O O
	O O O O O
	O O O O O

VALEURS JOURNALIÈRES

TEMPS DE SOMMEIL	
LA QUALITÉ DU SOMMEIL	O O O O O
LEVÉ À	
L'ACTIVITÉ PHYSIQUE	O O O O O
MENSTRUATION	O OUI O NON

SIGNES AVANT-COUREURS

POIDS	

DATE										
-5	-4	-3	-2	-1	O	+1	+2	+3	+4	+5
DÉPRESSIF									MANIACO	

SENTIMENTS	
	O O O O O
	O O O O O
	O O O O O
	O O O O O

VALEURS JOURNALIÈRES	
TEMPS DE SOMMEIL	
LA QUALITÉ DU SOMMEIL	O O O O O
LEVÉ À	
L'ACTIVITÉ PHYSIQUE	O O O O O
MENSTRUATION	O OUI O NON

SIGNES AVANT-COUREURS	
POIDS	

DATE										
−5	−4	−3	−2	−1	O	+1	+2	+3	+4	+5
DÉPRESSIF							MANIACO			

SENTIMENTS

	O O O O O
	O O O O O
	O O O O O
	O O O O O

VALEURS JOURNALIÈRES

TEMPS DE SOMMEIL	
LA QUALITÉ DU SOMMEIL	O O O O O
LEVÉ À	
L'ACTIVITÉ PHYSIQUE	O O O O O
MENSTRUATION	O oui O non

SIGNES AVANT-COUREURS

POIDS	

	DATE									
−5	−4	−3	−2	−1	0	+1	+2	+3	+4	+5

DÉPRESSIF   MANIACO

SENTIMENTS

	O O O O O
	O O O O O
	O O O O O
	O O O O O

VALEURS JOURNALIÈRES

TEMPS DE SOMMEIL	
LA QUALITÉ DU SOMMEIL	O O O O O
LEVÉ À	
L'ACTIVITÉ PHYSIQUE	O O O O O
MENSTRUATION	O OUI O NON

SIGNES AVANT-COUREURS

POIDS	

						DATE				
-5	-4	-3	-2	-1	O	+1	+2	+3	+4	+5

DÉPRESSIF   MANIACO

SENTIMENTS

	○ ○ ○ ○ ○
	○ ○ ○ ○ ○
	○ ○ ○ ○ ○
	○ ○ ○ ○ ○

VALEURS JOURNALIÈRES

TEMPS DE SOMMEIL	
LA QUALITÉ DU SOMMEIL	○ ○ ○ ○ ○
LEVÉ À	
L'ACTIVITÉ PHYSIQUE	○ ○ ○ ○ ○
MENSTRUATION	○ OUI ○ NON

SIGNES AVANT-COUREURS

POIDS	

Plus de journaux intimes sur la santé mentale

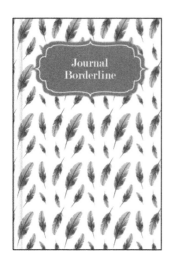

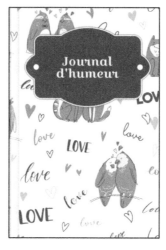

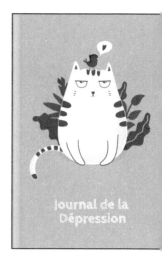

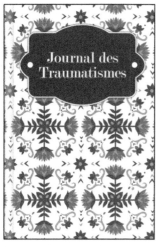

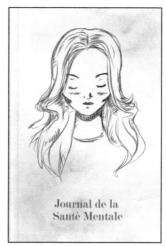

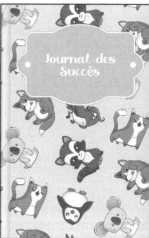

IMPRESSUM:
GERDA WAGNER
ELSÄSSER STR. 19
22049 HAMBURG
GERMANY

Printed in France by Amazon
Brétigny-sur-Orge, FR

18313360R00070